Ricettario per la Dieta Vegetariana 2021

Ricette Gustose e Veloci per Perdere Peso e Rimanere In Salute Con Lo Stile Di Vita Vegetariano

Jennifer Smith

Giorgia Barone

—
3

Indice dei contenuti

colazione

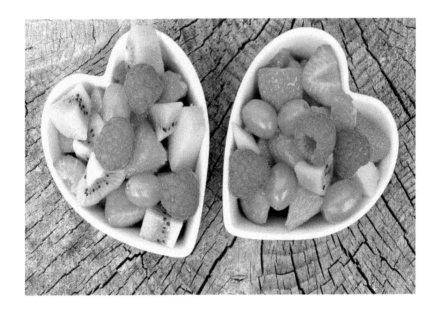

Toast hummus facile

Tempo di preparazione: 10 minuti

Tempo di cottura 0 minuti

Porzioni 1

ingredienti

- 2 fette di pane di grano germogliato
- Hummus da 1/4 tazza
- 1 cucchiaio di semi di canapa
- 1 cucchiaio di semi di girasole non salati tostati

Indicazioni:

1. Inizia tostando il pane.
2. Completa con l'hummus e i semi e poi mangia!

nutrizione:

Calorie 445, Grassi Totali 16,3g, Grassi Saturi 2,2g, Colesterolo 0mg, Sodio 597mg, Carboidrati Totali 54.5g, Fibra Alimentare 10.5g, Zuccheri Totali 6.1g, Proteine 22.6g, Calcio 116mg, Ferro 6mg, Potassio 471mg

Frullato di ananas e cavolo

Tempo di preparazione: 3 minuti

Porzioni 2

ingredienti

- 1 tazza yogurt greco
- 1 1/2 tazze ananas a cubetti
- 3 tazze di cavolo bambino
- 1 cetriolo
- 2 cucchiai di semi di canapa

Indicazioni:

1. Fai scoppiare tutto in un frullatore e blitz
2. Versare in bicchieri e servire.

nutrizione:

Calorie 509, Grassi totali 8,9g, Grassi Saturi 3,3g, Colesterolo 10mg, Sodio 127mg, Carboidrati Totali 87,1g, Fibra Alimentare 10,3g, Zuccheri Totali 55,3g, Proteine 30,6g, Vitamina D 0mcg, Calcio 438mg, Ferro 5mg, Potassio 1068mg

Spread di formaggio di anacardi

Tempo di preparazione: 5 minuti

Tempo di cottura: 0 minuti

Porzioni: 5

ingredienti:

- 1 tazza d'acqua

- 1 tazza di anacardi crudi

- 1 cucchiaino lievito nutrizionale

- 1/2 cucchiaino sale

Facoltativo: 1 cucchiaino di aglio in polvere

Indicazioni:

1. Immergere gli anacardi per 6 ore in acqua.

2. Scolare e trasferire gli anacardi imbevuti a un robot da cucina.

3. Aggiungere 1 tazza d'acqua e tutti gli altri ingredienti e frullare.

4. Per il miglior sapore, servire refrigerato.

5. Divertiti immediatamente o conserva per dopo.

nutrizione:

Calorie 162, Grassi Totali 12,7g, Grassi Saturi 2,5g, Colesterolo 0mg, Sodio 239mg, Carboidrati Totali 9,7g, Fibra Alimentare 1,1g, Zuccheri Totali 1,5g, Proteine 4,6g, Calcio 15mg, Ferro 2mg, Potassio 178

Frullato alla vaniglia e mandorla

Tempo di preparazione: 3 minuti

Porzioni 1

ingredienti

- 2 misurini vegano vaniglia proteine in polvere
- 1/2 tazza mandorle
- 1 tazza d'acqua

Indicazioni:

1. Fai scoppiare tutto in un frullatore e blitz
2. Versare in bicchieri e servire.

nutrizione:

Calorie 415, Grassi totali 33,8g, Grassi Saturi 1,8g, Colesterolo 0mg, Sodio 108mg, Carboidrati Totali 18,2g, Fibra Alimentare 7,9g, Zuccheri Totali 2g, Proteine 42,1g, Vitamina D 0mcg, Calcio 255mg, Ferro 9mg, Potassio 351mg

No-Bake Chewy Granola Bar

Tempo di preparazione: 10 minuti

Tempo di cottura 10 minuti

Porzioni 8

ingredienti

- 1/4 tazza di olio di cocco
- 1/4 tazza miele o sciroppo d'acero
- 1/4 di cucchiaino di sale
- 1 cucchiaino di estratto di vaniglia
- 1/2 cucchiaino di cardamominuti
- 1/4 di cucchiaino di cannella
- Pizzico di noce moscata
- 1 tazza di avena vecchio stile
- 1/2 tazza mandorle crude a fette
- 1/4 tazza semi di girasole
- 1/4 tazza semi di zucca
- 1 cucchiaio di semi di chia
- 1 tazza di fichi secchi tritati

Indicazioni:

1. Linea una teglia da 6" x 8" con carta pergamena e pop da un lato.

2. Prendi una casseruola e aggiungi olio, miele, sale e

spezie.

3. Scoppiare a fuoco medio e mescolare fino a quando non si scioglie insieme.

4. Ridurre il fuoco, aggiungere l'avena e mescolare per rivestire.

5. Aggiungere i semi, le noci e la frutta secca e mescolare di nuovo.

6. Tempo di cottura: per 10 minuti.

7. Togliere dal fuoco e trasferire la miscela di avena nella padella.

8. Premi verso il basso finché non è imballato.

9. Lasciare raffreddare completamente quindi tagliare in 8 barre.

10. Servire e divertirsi.

nutrizione:

Calorie 243, Grassi Totali 13,3g, Grassi Saturi 6,7g, Colesterolo 0mg, Sodio 78mg, Carboidrati Totali 30,8g, Fibra Alimentare 4.3g, Zuccheri Totali 21.1g, Proteine 4.2g, Calcio 67mg, Ferro 2mg, Potassio 285mg

Casseruola per la colazione con salsiccia calda e pepe

Tempo di preparazione: 57 minuti

Tempo di cottura 50 minuti

Porzioni 8

ingredienti

- 10 tazza di pane bianco, a cubetti
- 23/4 tazze di acqua ghiacciata
- 1 crema non zuccherata a base vegetale da 1 1/4 tazza
- 2 cucchiai di olio extravergine di oliva
- 3 salsiccia vegana, affettata
- 1 peperone, seminato e tritato
- 1 cipolla media, tritata
- 2 spicchi d'aglio tritati
- 5 tazze di foglie di spinaci
- 1 tazza di parmigiano vegano, grattugiato
- 1 cucchiaino di sale marino macinato, o a piacere
- 1/2 cucchiaino di noce moscata macinata
- 1/2 cucchiaino di pepe nero macinato
- 1 cucchiaio di prezzemolo fresco, tritato
- 1 cucchiaino di rosmarino fresco, tritato
- 1 cucchiaino di timo fresco, tritato
- 1 cucchiaino di origano fresco, tritato

- 1 cucchiaio di burro vegano

Indicazioni:

1. Preriscaldare il forno a 375 ° F e ungere una teglia da 13 " x 8".

2. Prendi una ciotola media e aggiungi acqua, latte e noce moscata. Sbattere bene fino a quando combinato.

3. Fai scoppiare una padella a fuoco medio e aggiungi l'olio.

4. Aggiungere la salsiccia alla padella e al tempo di cottura: per 8-10 minuti fino a doratura. Rimuovere dalla padella e pop su un lato.

5. Aggiungere le cipolle e il tempo di cottura: per 3 minuti.

6. Aggiungere i peperoni e il tempo di cottura: per 5 minuti.

7. Aggiungere l'aglio, il sale e il pepe e il tempo di cottura: per 2 minuti quindi togliere dalla padella e scoppiare da un lato.

8. Aggiungere gli spinaci alla padella e al tempo di cottura: fino ad appassire.

9. Togliere gli spinaci dalla padella, quindi tritare. Spremere l'acqua.

10. Prendi la teglia unta e aggiungi metà del pane a cubetti

sul fondo.

11. Aggiungere metà degli spinaci in cima, seguiti da metà degli spinaci e metà della miscela di cipolla e pepe.

12. Cospargere con metà del parmigiano, quindi ripetere.

13. Sbattere di nuovo il composto di uova, quindi versare sopra la casseruola.

14. Entra nel forno e cuocere per 30 minuti fino a doratura.

15. Servire e divertirsi.

nutrizione:

Calorie 263, Grassi totali 8,2g, Grassi saturi 1g, Colesterolo 0mg, Sodio 673mg, Carboidrati totali 31.8g, Fibra alimentare 3.4g, Zuccheri totali 3.6g, Proteine 12.9g, Calcio 239mg, Ferro 3mg, Potassio 377mg

Farina d'avena di cardamomo e mirtillo

Tempo di preparazione: 10 minuti

Tempo di cottura 3 minuti

Porzioni 1

ingredienti

- 3/4 tazza avena veloce
- 1 1/4 tazza acqua
- 1/2 tazza latte di mandorla non zuccherato, diviso
- 2 cucchiai di sciroppo d'acero puro
- 1/4 di cucchiaino di cannella
- 1/8 cucchiaino di cardamominuti
- Mancia noci
- Manciata di ribes essiccato

Indicazioni:

1. Mettere l'acqua in una piccola casseruola e portare a ebollizione.
2. Aggiungere l'avena, mescolare, ridurre il calore a medio e il tempo di cottura: per 3 minuti.
3. Aggiungere metà del latte, mescolare di nuovo e cooking time: per altri secondi.
4. Togliere dal fuoco e lasciare riposare per 3 minuti.
5. Trasferire in una ciotola e con gli ingredienti rimanenti.
6. Cospargere con il latte, quindi servire e gustare.

nutrizione:

Calorie 568, Grassi Totali 24,4g, Grassi Saturi 1,9g, Colesterolo 0mg, Sodio 118mg, Carboidrati Totali 77g, Fibra Alimentare 10.4g, Zuccheri Totali 26.8g, Proteine 16.5g, Vitamina D 1mcg, Calcio 263mg, Ferro 5mg, Potassio 651mg

Frullato di burro di arachidi ad alto contenuto proteico

Tempo di preparazione: 3 minuti Porzioni: 2

ingredienti

- 2 tazze di cavolo
- 1 banana
- 2 cucchiai di semi di canapa
- 1 cucchiaio di burro di arachidi
- 2/3 tazza acqua
- 2 tazze di ghiaccio
- 1 tazza di latte di mandorla o anacardi
- 2 cucchiai di cacao in polvere
- 1 scoop Vega vaniglia proteina in polvere

Indicazioni:

1. Fai scoppiare il cavolo e la banana in un frullatore, quindi aggiungi i semi di canapa e il burro di arachidi.
2. Aggiungere il latte, l'acqua e il ghiaccio e frullare fino a quando gli ingredienti non vengono combinati.
3. Aggiungere la proteina in polvere.
4. Versare in bicchieri e servire.

nutrizione:

Calorie 687, Grassi Totali 50,4g, Grassi Saturi 38g, Colesterolo 0mg, Sodio 176mg, Carboidrati Totali 46.5g, Fibra Alimentare 9.9g, Zuccheri Totali 23.7g, Proteine 20.4g, Vitamina D 0mcg, Calcio 150mg, Ferro 8mg, Potassio 979mg

Frittata di fagioli Garbanzo soffice

Tempo di preparazione: 20 minuti

Tempo di cottura 7 minuti

Porzioni 2

ingredienti

- 1/4 tazza farina di besan
- 1 cucchiaio di lievito alimentare
- 1/2 cucchiaino di lievito in polvere
- 1/4 di cucchiaino di curcuma
- 1/2 cucchiaino di erba cipollina tritata
- 1/4 di cucchiaino di aglio in polvere
- 1/8 cucchiaino di pepe nero
- 1/2 cucchiaino di sostituitore di uova Ener-G
- 1/4 tazza di acqua
- 1/2 tazza Romaine Verde Verde Fresco Express
- 1/2 tazza Verdure
- 1 cucchiaio di salsa
- 1 cucchiaio di Ketchup
- 1 cucchiaio di salsa piccante
- 1 cucchiaio di prezzemolo

Indicazioni:

1. Prendi una ciotola media e combina tutti gli ingredienti

tranne i verdi e le verdure. Lasciare riposare per cinque minuti.

2. Posizionare una padella a fuoco medio e aggiungere l'olio.

3. Versare la pastella nella padella, stendere e tempo di cottura: per 3-5 minuti fino a quando i bordi si allontanano dalla padella.

4. Aggiungi i verdi e le verdure di tua scelta, quindi piega la frittata.

5. Tempo di cottura: per altri 2 minuti quindi pop su un piatto.

6. Servire con il condimento di vostra scelta.

7. Servire e divertirsi.

nutrizione:

Calorie 104, Grassi Totali 1,3g, Grassi Saturi 0,2g, Colesterolo 0mg, Sodio 419mg, Carboidrati Totali 17,9g, Fibra Alimentare 4.6g, Zuccheri Totali 4.7g, Proteine 6.6g, Calcio 69mg, Ferro 3mg, Potassio 423mg

Frullato cantalupo refrigerato

Tempo di preparazione: 10 minuti

Porzioni 2

ingredienti:

- 1 1/2 tazze cantalupo, a dadini
- 2 Cucchiaio da tavola concentrato di succo d'arancia congelato
- 1/4 tazza vino bianco
- 2 cubetti di ghiaccio
- 1 Cucchiaio da tavola succo di limone
- 1/2 tazza Foglie di menta, per guarnire

Indicazioni:

1. Frullare tutti gli ingredienti per creare una miscela liscia.
2. Completa con foglie di menta e servi.

nutrizione:

Calorie 349, Grassi Totali 13,1g, Grassi Saturi 11,3g, Colesterolo 0mg, Sodio 104mg, Carboidrati Totali 50,5g, Fibra Alimentare 5,5g, Zuccheri Totali 46,4g, Proteine 6,5g, Vitamina D 0mcg, Calcio 117mg, Ferro 5mg, Potassio 1320mg

Piatti Rossi

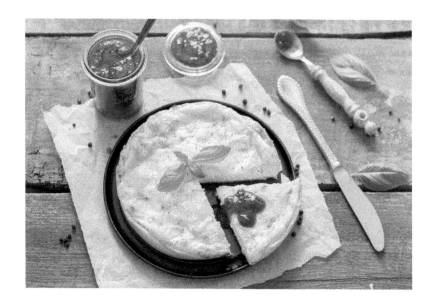

Kebab vegetariani e tofu

Tempo di preparazione: 15 minuti

Tempo di cottura: 12 minuti

Porzioni: 4

ingredienti:

- 2 spicchi d'aglio tritati
- 1/4 tazza aceto balsamico
- 1/4 tazza di olio d'oliva
- 1 cucchiaio di condimento italiano
- Sale e pepe a piacere
- 1 cipolla, tagliata in quarti
- 12 funghi medi
- 16 pomodorini
- 1 zucchine, affettata a tondi
- 1 tazza di tofu, al cubo
- 4 tazze riso al cavolfiore

Indicazioni:

1. In una ciotola mescolare l'aglio, l'aceto, l'olio, il condimento italiano, il sale e il pepe.
2. Ssciga le fette di verdure e il tofu nella miscela.
3. Marinare per 1 ora.
4. Infilare in 8 spiedini e grigliare per 12 minuti, girando una o due volte.

5. Aggiungere riso al cavolfiore in 4 contenitori per alimenti.

6. Aggiungere 2 spiedini di kebab sopra ogni contenitore di riso al cavolfiore.

7. Surriscaldare i kebab nella griglia prima di servire.

Valore nutrizionale:

Calorie 58

Grasso totale 2 g

Grassi saturi 0 g

Colesterolo 0 mg

Sodio 84 mg

Carboidrati totali 9 g

Fibra alimentare 2 g

Totale zuccheri 5 g

Proteine 2 g

Potassio 509 mg

Polpettone di tofu piccante

Tempo di preparazione: 10 minuti

Tempo di cottura: 40 minuti

Porzioni: 6

ingredienti:

- 2 1/2 lb tofu macinato
- Sale e pepe nero macinato a piacere
- 3 cucchiai di farina di semi di lino
- 2 uova grandi
- 2 cucchiai di olio d'oliva
- 1 limone,1 cucchiaio spremuto
- 1/4 tazza prezzemolo appena tritato
- 1/4 tazza origano appena tritato
- 4 spicchi d'aglio tritati
- Fette di limone da guarnire

Indicazioni:

1. Preriscaldare il forno a 400 F e ungere una padella con spray da cucina. accantonare.

2. In una grande ciotola, unire il tofu, il sale, il pepe nero e il farina di semi di lino. accantonare.

3. In una piccola ciotola, sbattere le uova con l'olio d'oliva, il succo di limone, il prezzemolo, l'origano e l'aglio. Versare il composto sul mix e combinare bene.

4. Versare la miscela di tofu nella padella e premere per adattarla alla padella. Cuocere nella griglia centrale del forno per 30-40 minuti.

5. Rimuovere la padella, inclinare per drenare il liquido della carne e consentire il raffreddamento per 5 minuti.

6. Affettare, guarnire con alcune fette di limone e servire con fagiolini brasati.

nutrizione:

Calorie:238, Grassi Totali:26,3g, Grassi Saturi:14,9g,

Carboidrati Totali:1g, Fibra Alimentare:0g, Zucchero:0g,

Proteine:1g, Sodio:183mg

Tofu vegano avvolto in pancetta con spinaci imburrato

Tempo di preparazione: 5 minuti

Tempo di cottura: 20 minuti

Porzioni: 4

ingredienti:

Per il tofu avvolto nella pancetta:

- 4 tofu

- 8 fette di pancetta vegana

- Sale e pepe nero a piacere

- 2 cucchiai di olio d'oliva

Per gli spinaci imburrato:

- 2 cucchiai di burro

- 1 libbre di spinaci

- 4 spicchi d'aglio

- Sale e pepe nero macinato a piacere

Indicazioni:

Per il tofu avvolto nella pancetta:

1. Preriscaldare il forno a 450 F.

2. Avvolgere ogni tofu con due fette di pancetta vegana, condire con sale e pepe nero e mettere sulla teglia. Versare con l'olio d'oliva e cuocere in forno per 15 minuti o fino a quando i marroni di pancetta vegani e il tofu cuociono all'interno.

Per gli spinaci imburrato:

1. Nel frattempo, sciogliere il burro in una padella grande, aggiungere e soffriggere gli spinaci e l'aglio fino a quando le foglie appassise, 5 minuti. Condire con sale e pepe nero.

2. Togliere il tofu dal forno e servire con gli spinaci imburrato.

nutrizione:

Calorie:260, Grassi Totali:24,7g, Grassi Saturi:14,3g,

Carboidrati Totali:4g, Fibra Alimentare:0g, Zucchero:2g,

Proteine:6g, Sodio:215mg

Stufato spagnolo di spinaci di ceci

Tempo di preparazione: 10 minuti

Tempo di cottura: 25 minuti

Porzioni: 4

ingredienti:

- 1 spruzzo di olio d'oliva
- 1 cipolla piccola, tritata
- 2 spicchi d'aglio
- 5g di cumino in polvere
- Paprika affumicata da 5 g
- 1/4 cucchiaino di peperoncino in polvere
- 235ml di acqua
- 670g di pomodori a dadini
- 165g di ceci cotti (o ceci can
- 60g di spinaci per bambini
- Sale, a piacere
- Una manciata di coriandolo tritato, per guarnire
- 20g mandorle vive, per guarnire
- 4 fette di pane integrale tostato, da servire con

Indicazioni:

1. Scaldare l'olio d'oliva in una casseruola a fuoco medio-alto.

2. Aggiungere cipolla e tempo di cottura: fino a doratura,

per 7-8 minuti.

3. Aggiungere aglio, cumino, paprika e peperoncino in polvere.

4. Tempo di cottura: 1 minuto.

5. Aggiungere acqua e raschiare eventuali punte rosoate.

6. Aggiungere i pomodori e i ceci. Condire a piacere e ridurre il calore.

7. Cuocere a fuoco lento la zuppa per 10 minuti.

8. Mescolare gli spinaci e il tempo di cottura: 2 minuti.

9. Zuppa di mescola in una ciotola. Cospargere con coriandolo e mandorle.

10. Servire con fette di pane tostato.

nutrizione:

Calorie 369

Grasso totale 9.7g

Carboidrati totali 67.9g

Fibra alimentare 19.9g

Totale zuccheri 13,9 g

Proteine 18g

Verdure arrosto in salsa di limone

Tempo di preparazione: 15 minuti

Tempo di cottura: 20 minuti

Porzioni: 5

ingredienti:

- 2 spicchi d'aglio, affettati
- 1 1/2 tazze broccoli cimette
- 1 1/2 tazze cimette di cavolfiore
- 1 cucchiaio di olio d'oliva
- Sale a piacere
- 1 cucchiaino di origano essiccato, schiacciato
- 3/4 tazza zucchine, a dadini
- 3/4 tazza peperone rosso, a dadini
- 2 cucchiaini di scorza di limone

Indicazioni:

1. Preriscaldare il forno a 425 gradi F.
2. In una teglia aggiungere l'aglio, i broccoli e il cavolfiore.
3. Sss in olio e condire con sale e origano.
4. Arrostire in forno per 10 minuti.
5. Aggiungere le zucchine e il peperone nella padella.
6. Mescolare bene.
7. Arrostire per altri 10 minuti.

8. Cospargere la scorza di limone in cima prima di servire.

9. Trasferire in un contenitore alimentare e surriscaldarsi prima di servire.

Valore nutrizionale:

Calorie 52

Grasso totale 3 g

Grassi saturi 0 g

Colesterolo 0 mg

Sodio 134 mg

Carboidrati totali 5 g

Fibra alimentare 2 g

Totale zuccheri 2 g

Proteine 2 g

Potassio 270 mg

Peperoni ripieni Taco Tempeh

Tempo di preparazione: 15 minuti

Tempo di cottura: 41 minuti

Porzioni: 6

ingredienti:

- 6 peperoni gialli, dimezzati e dissafestati
- 1 1/2 cucchiaio di olio d'oliva
- Sale e pepe nero macinato a piacere
- 3 cucchiai di burro
- 3 spicchi d'aglio tritati
- 1/2 cipolla bianca, tritata
- 2 libbre.
- 3 cucchiaino condimento taco
- 1 tazza di broccoli riso
- 1/4 tazza formaggio cheddar grattugiato
- Yogurt semplice non zuccherato per servire

Indicazioni:

1. Preriscaldare il forno a 400 F e ungere una teglia con spray da cucina. accantonare.

2. Versare i peperoni con l'olio d'oliva e condire con un po 'di sale. accantonare.

3. Sciogliere il burro in una padella grande e soffriggere l'aglio e la cipolla per 3 minuti. Mescolare il tempeh, il

condimento del taco, il sale e il pepe nero. Tempo di cottura: fino a quando la carne non è più rosa, 8 minuti.

4. Mescolare i broccoli fino a quando non sono adeguatamente incorporati. Spegni il fuoco.

5. Versare il composto nei peperoni, cuocere con il formaggio cheddar e mettere i peperoni nella teglia. Cuocere in forno fino a quando il formaggio si scioglie ed è frizzante, 30 minuti.

6. Togliere il piatto dal forno e placcare i peperoni. Completa con lo yogurt palin e servi caldo.

nutrizione:

Calorie:251, Grassi Totali:22,5g, Grassi Saturi:3,8g, Carboidrati Totali:13g, Fibra Alimentare:9g, Zucchero:2g, Proteine:3g, Sodio:23mg

Slaw di carota e ravanello con condimento al sesamo

Tempo di preparazione: 10 minuti

Tempo di cottura: 0 minuti

Porzioni: 4

ingredienti:

- 2 cucchiai di olio di sesamo, tostato
- 3 cucchiai di aceto di riso
- 1/2 cucchiaino di zucchero
- 2 cucchiai di tamari a basso contenuto di sodio
- 1 tazza carote, affettate a strisce
- 2 tazze ravanelli, affettati
- 2 cucchiai di coriandolo fresco, tritato
- 2 cucchiaini di semi di sesamo, tostati

Indicazioni:

1. Mescolare l'olio, l'aceto, lo zucchero e il tamari in una ciotola.
2. Aggiungere carote, ravanelli e coriandolo.
3. Svolazza per rivestire uniformemente.
4. Lasciare riposare per 10 minuti.
5. Trasferimento in un contenitore alimentare.

Valore nutrizionale:

Calorie 98

Grasso totale 8 g

Grassi saturi 1 g

Colesterolo 0 mg

Sodio 336 mg

Carboidrati totali 6 g

Fibra alimentare 2 g

Totale zuccheri 3 g

Proteine 2 g

Potassio 241 mg

Piselli di neve piccanti e tofu saltano a frittura

Tempo di preparazione: 20 minuti

Tempo di cottura: 20 minuti

Porzioni: 4

ingredienti:

- 1 tazza di burro di arachidi naturale non salato
- 2 cucchiaini di zucchero di canna
- 2 cucchiai di salsa di soia a sodio ridotto
- 2 cucchiaini di salsa piccante
- 3 cucchiai di aceto di riso
- 14 once tofu
- 4 cucchiaini di olio
- 1/4 tazza cipolla, affettata
- 2 cucchiai di zenzero, grattugiato
- 3 spicchi d'aglio tritati
- 1/2 tazza broccoli, affettati a cimette
- 1/2 tazza di carota, tagliata a bastoncini
- 2 tazze piselli da neve freschi, tagliati
- 2 cucchiai d'acqua
- 2 tazze di riso integrale, cotto
- 4 cucchiai di arachidi tostate (non salate

Indicazioni:

1. In una ciotola mescolare il burro di arachidi, lo zucchero, la salsa di soia, la salsa piccante e l'aceto di riso.

2. Frullare fino a quando liscio e mettere da parte.

3. Scolare il tofu e tagliarli a cubetti.

4. Asciugare con un tovagliolo di carta.

5. Aggiungere olio in una padella a fuoco medio.

6. Aggiungere il tofu e il tempo di cottura: per 2 minuti o fino a quando non è marrone su tutti i lati.

7. Trasferire il tofu su un piatto.

8. Aggiungere la cipolla, lo zenzero e l'aglio nella padella.

9. Tempo di cottura: per 2 minuti.

10. Aggiungere i broccoli e la carota.

11. Tempo di cottura: per 5 minuti.

12. Mescolare i piselli da neve.

13. Versare l'acqua e coprire.

14. Tempo di cottura: per 4 minuti.

15. Aggiungere la salsa di arachidi nella padella insieme al tofu.

16. Riscaldare per 30 secondi.

17. In un contenitore alimentare, aggiungere il riso integrale e finire con il tofu e gli avannotti di verdure.

18. Top con arachidi tostate.

Valore nutrizionale:

Calorie 514

Grasso totale 27 g

Grassi saturi 4 g

Colesterolo 0 mg

Sodio 376 mg

Carboidrati totali 49 g

Fibra alimentare 7 g

Totale zuccheri 12 g

Proteine 22 g

Potassio 319 mg

Quesadillas di fagioli di patate

Tempo di preparazione: 10 minuti

Tempo di cottura: 10 minuti

Porzioni: 4

ingredienti:

- 4 tortillas integrali
- 2 patate, bollite, a cubetti
- 200g fagioli fritti
- 1 cucchiaino di peperoncino in polvere
- 1/2 cucchiaino di origano essiccato
- 1/4 di cucchiaino di aglio in polvere
- 120g di spinaci
- 1 cipolla, affettata sottilmente
- 2 spicchi d'aglio tritati
- Salsa tamari da 30 ml
- 45g lievito alimentare
- Sale e pepe, a piacere

Indicazioni:

1. Scaldare una spruzzata di olio d'oliva in una padella.
2. Aggiungere cipolla e tempo di cottura: a fuoco medio per 10 minuti, o fino a quando la cipolla non viene caramellata.
3. Aggiungere l'aglio e il tempo di cottura: 1 minuto.

4. Aggiungere gli spinaci e il toss delicatamente.

5. Aggiungere la salsa tamari e il tempo di cottura: 1 minuto.

6. Surriscaldare i fagioli fritti con lievito nutrizionale, peperoncino, origano e aglio in polvere, in un forno a microonde, in alto per 1 minuto.

7. Schiacciare le patate e stendere sulla tortilla.

8. Completa il purè di patate con miscela di spinaci e fagioli fritti.

9. Condire a piacere e mettere un'altra tortilla in cima.

10. Scaldare la padella grande a fuoco medio-alto.

11. Scaldare la tortilla fino a quando non è croccante. Capovolgere e riscaldare l'altro lato.

12. Tagliare la tortilla a metà e servire.

nutrizione:

Calorie 232

Grasso totale 2.1g

Carboidrati totali 44.2g

Fibra alimentare 10.4g

Totale zuccheri 3g

Proteine 12.4g

Insalata di lenticchie con condimento tahini al limone

Tempo di preparazione: 10 minuti

Tempo di cottura: 30 minuti

Porzioni: 4

ingredienti:

- 225g lenticchie verdi, raccolte, risciacquate
- 1 spicchio d'aglio, tritato
- 1/4 di cucchiaino di cumino macinato
- 5ml di olio d'oliva
- 1 cipolla rossa, finemente a dadini
- 75g albicocche secche, tritate
- 1 piccolo peperone rosso, seminato, tritato
- 1 piccolo peperone verde, seminato, tritato
- 1 piccolo peperone giallo, seminato, tritato
- 1 cetriolo piccolo, a dadini
- 20g di semi di girasole
- Sale e pepe, a piacere

Condimento al limone:
- 1 limone, spremuto
- 30g tahini
- Coriandolo tritato da 5 g
- Sale, a piacere

Indicazioni:

1. Mettere le lenticchie risciacquate in una casseruola.

2. Aggiungere abbastanza acqua da coprire.

3. Portare a ebollizione e scremare qualsiasi schiuma. Aggiungere aglio e cumino.

4. Ridurre il fuoco e cuocere a fuoco lento le lenticchie per 30 minuti.

5. Nel frattempo, preparare il condimento combinando tutti gli ingredienti insieme.

6. Scaldare l'olio d'oliva in una padella. Aggiungere cipolla e peperoni. Tempo di cottura: mescolando a fuoco medio-alto per 5 minuti.

7. Togliere dal fuoco.

8. Scolare le lenticchie e mescolare in una grande ciotola con le verdure cotte, le albicocche, il cetriolo e i semi di girasole. Condire a piacere.

9. Cospargere di medicazione e servire.

nutrizione:

Calorie 318

Grasso totale 7g

Carboidrati totali 49.2g

Fibra alimentare 20.8g

Totale zuccheri 7,9 g

Proteine 18.1g

Pasta al pepe al limone

Tempo di preparazione: 5 minuti

Tempo di cottura: 20 minuti

Porzioni: 4

ingredienti:

- 300g di pasta, di qualsiasi tipo, senza uova
- 400ml latte di soia non zuccherato
- 100g di crema di soia
- 45g mandorle sbollentate
- 45g lievito alimentare
- 1 cucchiaino di scorza di limone, finemente grattugiato
- 1/4 cucchiaino di pepe al limone
- 30ml di olio d'oliva
- 2 spicchio d'aglio, tritato
- 5 capperi, risciacquati, tritati
- 10g prezzemolo tritato

Indicazioni:

1. Tempo di cottura: la pasta, secondo le indicazioni della confezione, in una pentola piena di acqua bollente salata.

2. Filtrare la pasta e riservare 230ml liquido di cottura.

3. Unire latte di soia, formaggio di soia, mandorle, lievito nutrizionale, scorza di limone e limone al pepe in un frullatore alimentare.

4. Frullare fino a quando liscio. Metti da parte.

5. Scaldare l'olio d'oliva in una padella.

6. Aggiungere l'aglio e il tempo di cottura: fino a quando è molto profumato, per 1 minuto.

7. Versare il composto di latte di soia e il liquido di cottura della pasta riservato.

8. Portare a ebollizione e ridurre il calore.

9. Mescolare in capperi tritati e cuocere a fuoco lento 6-8 minuti o fino a quando cremoso. Togliere dal fuoco e mescolare in pasta cotta.

10. Tossare delicatamente la pasta da rivestire con il sugo.

11. Servire la pasta, guarnita con prezzemolo tritato.

nutrizione:

Calorie 489

Grasso totale 23g

Carboidrati totali 53.5g

Fibra alimentare 5.9g

Totale Zuccheri 2.4g

Proteine 20.4g

CONTORNI E INSALATE

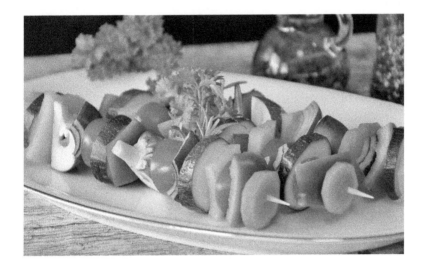

Insalata di cavolo con condimento Tahini

Tempo di preparazione: 10 minuti

Tempo di cottura: 20 minuti

Tempo totale: 30 minuti

Porzioni: 04

ingredienti:

Verdure arrosto:

- 1 zucchine medie, tritate
- 1 patata dolce media, tritata
- 1 tazza cavolo rosso, tritato
- 1 cucchiaio di olio di cocco fuso
- 1 pizzico sale
- 1/2 cucchiaino di curry in polvere

Medicazione:

- 1/3 tazza tahini
- 1/2 cucchiaino di aglio in polvere
- 1 cucchiaio di amino di cocco
- 1 pizzico sale
- 1 grande spicchio d'aglio, tritato
- 1/4 tazza di acqua

Insalata:

- 6 tazze verdi misti

- 4 piccoli ravanelli, affettati
- 3 cucchiai di semi di canapa
- 2 cucchiai di succo di limone
- 1/2 avocado maturo, per guarnire
- 2 cucchiai di formaggio feta vegano, sbriciolato
- Semi di melograno, per guarnire
- Noci pecan, per guarnire

Come prepararsi:

1. Preriscaldare il forno a 375 gradi F.
2. Su una teglia unta, sforna zucchine, patate dolci e cavolo rosso con sale, curry in polvere e olio.
3. Cuocere la miscela di cavolo di zucchine per 20 minuti in forno.
4. Unire tutti gli ingredienti per la medicazione in una piccola ciotola.
5. In un'insalatiera, mescolare tutte le verdure, le verdure arrostite e il condimento.
6. Mescolarli bene, quindi conservare in frigorifero per raffreddare.
7. Guarnire con formaggio feta, noci pecan, semi di melograno e avocado.
8. servire.

Valori nutrizionali:

Calorie 201

Totale Grassi 8,9 g

Grassi saturi 4,5 g

Colesterolo 57 mg

Sodio 340 mg

Totale carboidrati 24,7 g

Fibra 1,2 g

Zucchero 1,3 g

Proteine 15,3 g

Insalata di pasta di penne

Tempo di preparazione: 30 minuti

Tempo di cottura: 0 minuti

Tempo totale: 30 minuti

Porzioni: 04

ingredienti:

Insalata:

- 2 tazze pomodori arrostiti
- 12 once di pasta di penne

pesto:

- 2 tazze di basilico fresco
- 4 spicchi d'aglio tritati
- 1/4 tazza pinoli tostati
- 1 limone medio, succo di frutta
- 1/4 tazza formaggio vegano, triturato
- 1 pizzico sale
- 1/4 tazza di olio d'oliva

Come prepararsi:

1. In un frullatore, aggiungere tutti gli ingredienti del pesto.
2. Frullarli bene fino a quando non è privo di grumi.
3. In un'insalatiera mescolare in pasta, pomodori arrostiti

e pesto.

4. Mescolarli bene, quindi conservare in frigorifero per raffreddare.

5. servire.

Valori nutrizionali:

Calorie 361

Grasso totale 16,3 g

Grassi saturi 4,9 g

Colesterolo 114 mg

Sodio 515 mg

Carboidrati totali 29,3 g

Fibra 0,1 g

Zucchero 18,2 g

Proteine 3,3 g

Insalata di finocchio arrosto

Tempo di preparazione: 10 minuti

Tempo di cottura: 20 minuti

Tempo totale: 30 minuti

Porzioni: 4

ingredienti:

Finocchio:

- 1 fronda di finocchio a bulbo, affettata
- 1 cucchiaio di curry in polvere
- 1 cucchiaio di olio di avocado
- 1 pizzico sale

Insalata:

- 5 tazze insalata verdure
- 1 peperone rosso, affettato

Medicazione:

- 1/4 tazza tahini
- 1 1/2 cucchiai di succo di limone
- 11/2 cucchiaini di aceto di sidro di mele
- 1 cucchiaio di rosmarino appena tritato
- 3 spicchi d'aglio tritati
- 11/2 cucchiai di ammino di cocco
- 5 cucchiai d'acqua da assottigliare

- 1 pizzico sale

Come prepararsi:

1. Preriscaldare il forno a 375 gradi F.
2. Su una teglia unta, sforare il finocchio con sale, curry in polvere e olio.
3. Cuocere il finocchio al curry per 20 minuti in forno.
4. Unire tutti gli ingredienti per la medicazione in una piccola ciotola.
5. In un'insalatiera, mescolare tutte le verdure, il finocchio arrosto e il condimento.
6. Mescolarli bene, quindi conservare in frigorifero per raffreddare.
7. servire.

Valori nutrizionali:

Calorie 205

Grasso totale 22,7 g

Grassi saturi 6,1 g

Colesterolo 4 mg

Sodio 227 mg

Totale carboidrati 26,1 g

Fibra 1,4 g

Zucchero 0,9 g

Proteine 5,2 g

Insalata di ceci di patate dolci broccoli

Tempo di preparazione: 10 minuti

Tempo di cottura: 22 minuti

Tempo totale: 32 minuti

Porzioni: 06

ingredienti:

Ortaggi e piante mangerecce:

- 1 grande patata dolce, sbucciata e a dadini
- 1 testa broccoli
- 2 cucchiai di olio d'oliva o di semi d'uva
- 1 pizzico ogni sale e pepe nero
- 1 cucchiaino di aneto essiccato
- 1 peperone rosso medio

Ceci:

- 1 (ceci da 15 oncia, drenato
- 1 cucchiaio di olio d'oliva o di uva
- 1 cucchiaio di tandoori masala spezia
- 1 pizzico sale
- 1 cucchiaino di zucchero di cocco
- 1 pizzico pepe di Caienna

Salsa all'aglio:

- 1/3 tazza hummus

- 3 grandi spicchi d'aglio, tritati
- 1 cucchiaino di aneto essiccato
- 2 cucchiai di succo di limone
- Acqua

Come prepararsi:

1. Preriscaldare il forno a 400 gradi F.
2. In una teglia unta, sforare patate dolci con sale e olio.
3. Cuocere le patate dolci per 15 minuti in forno.
4. Sseni tutti gli ingredienti dei ceci e spalma in un vassoio.
5. Cuocerli per 7 minuti in forno.
6. Unire tutti gli ingredienti della salsa in una piccola ciotola.
7. In un'insalatiera, mescolare tutte le verdure, patate arrosto, ceci e salsa.
8. Mescolarli bene, quindi conservare in frigorifero per raffreddare.
9. servire.

Valori nutrizionali:

Calorie 231

Grasso totale 20,1 g

Grassi saturi 2,4 g

Colesterolo 110 mg

Sodio 941 mg

Carboidrati totali 20,1 g

Fibra 0,9 g

Zucchero 1,4 g

Proteine 4,6 g

ZUPPE E STUFATI

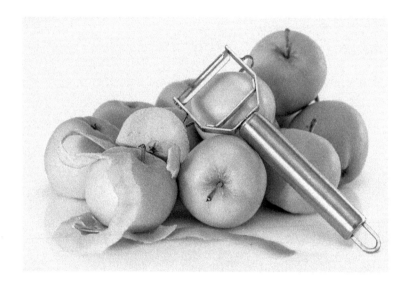

Zuppa di cavolo di carota al curry

Tempo di preparazione: 40 MinutiServing: 2

ingredienti:

- 2 tazze di cavolo, tritato finemente (congelato o fresco
- 8 carote, tritate
- 5 patate, tritate
- 1/2 cipolla gialla, tritata
- 3 spicchi d'aglio tritati
- 1/4 tazza burro di arachidi, in polvere
- 1 cucchiaino pepe di caienna
- 1 cucchiaio di curry in polvere
- 4 tazze d'acqua
- 2 cucchiaino di base vegetale (o utilizzare 2 tazze d'acqua con 2 tazze di brodo vegetariano

Indicazioni:

1. Aggiungere aglio e cipolla a Instant Pot insieme a 1/4 di tazza d'acqua e accendere il pulsante "Sautée". Soffriggere aglio e cipolle per 5 minuti.

2. Aggiungere burro di arachidi, cayenna e curry in polvere e mescolare. Aggiungere acqua bit, se necessario. Salta questo per altri 2 minuti.

3. Ad eccezione del cavolo, aggiungere gli ingredienti rimanenti, coprire con coperchio e accendere il pulsante

manuale per 8 minuti ad alta pressione.

4. Quando il timer fa 10,15 minuti, lasciare il rilascio naturale della pressione. Impostare la maniglia di rilascio del vapore su "sfiato". Apri il coperchio.

5. Utilizzando un frullatore ad immersione, frullare la zuppa fino alla consistenza desiderata.

6. Aggiungere il cavolo tritato e mescolare di nuovo.

Zuppa di lenticchie e verdure miste

Tempo di preparazione: 40 MinutiServing: 3

ingredienti:

- 1 tazza lenticchie verdi
- 5 patate, tritate
- 2 costolette di sedano, tritate
- 2 carote, tritate
- 1 cipolla gialla, tritata
- 2 foglie di alloro
- 1 lattine (14,5 fl di pomodori a dadini
- 1 tazza di piselli verdi (congelati o in scatola)
- 1 tazza di cavolo o spinaci, tritati finemente (freschi o congelati)
- 3 1/2 tazze di acqua
- 2 cucchiaino pepe nero
- 3 spicchi d'aglio tritati
- 2 cucchiaino base vegetale (o utilizzare 2 tazze d'acqua con 2 tazze brodo vegetariano

Indicazioni:

1. Tritare patate, sedano, carote, cipolla e aglio tritato e aggiungerli a Instant Pot insieme a resto degli ingredienti ad eccezione di piselli verdi e cavolo o spinaci.

2. Coprire con coperchio e impostare il manuale iPot per 10 minuti su alta pressione. Una volta fatto lasciare che il vapore si rilasci naturalmente per circa 15 minuti. Quindi rilasciare il vapore rimanente utilizzando la maniglia di rilascio del vapore. Apri il coperchio.

3. Aggiungere piselli verdi e cavolo o spinaci. Mescolare bene il tutto. Lascia che Instant Pot rimanga in ambiente "Keep Warm" per circa 10 minuti.

4. Rimuovere le foglie di alloro e servire la zuppa. Quando si serve, aggiungere un po 'di sale o pepe a piacere.

Zuppa di rapa-pomodoro

Tempo di preparazione: 15 minuti

Tempo di cottura: 33 minuti

Porzioni: 6

ingredienti:

- 1 cucchiaio di burro

- 1 cucchiaio di olio d'oliva

- 1 cipolla gialla grande, tritata

- 4 spicchi d'aglio tritati

- 6 peperoni rossi, dissaffesi e affettati

- 2 rape, sbucciate e tritate

- 3 tazze pomodori tritati

- 4 tazze brodo vegetale

- Sale e pepe nero appena macinato a piacere

- 3 tazze di latte di cocco

- 2 tazze mandorle tritate tostate

- 1 tazza di parmigiano grattugiato

Indicazioni:

1. A fuoco medio, scaldare burro e olio d'oliva in una pentola media e soffriggere cipolla e aglio fino a quando fragrante e morbido, 3 minuti.

2. Mescolare in peperone e rape; Tempo di cottura: fino a sudore, 10 minuti.

3. Mescolare in pomodori, brodo vegetale, sale e pepe nero. Coperchio di copertura e tempo di cottura: a fuoco basso per 20 minuti.

4. Spegnere il fuoco e utilizzare un frullatore ad immersione, ingredienti purea fino a quando liscio. Mescolare il latte di cocco.

5. Versare la zuppa in ciotole da portata e guarnire con mandorle e parmigiano.

6. Servire immediatamente con pane al formaggio a basso contenuto di carboidrati.

nutrizione:

Calorie 955, Grassi Totali 86,65g, Carboidrati Totali 10,5g, Fibra 6,5g, Carboidrati Netti 4g, Proteine 19,11g

Zuppa di citronella e avocado refrigerata

Tempo di preparazione: 5 minuti

Tempo di cottura: 5 minuti + 1 ora di refrigerazione

Porzioni: 4

ingredienti:

- 2 gambi citronella, tritati
- 2 tazze di polpa di avocado tritata
- 2 tazze brodo vegetale
- 2 limoni, spremuti
- 3 cucchiai di foglie di menta tritate + extra per guarnire
- Sale e pepe nero appena macinato a piacere
- 2 tazze crema pesante

Indicazioni:

1. In una grande pentola, aggiungere citronella, avocado e brodo vegetale; portare a ebollizione lenta a fuoco basso fino a quando la citronella si ammorbidisce e l'avocado si riscalda attraverso, 5 minuti.
2. Mescolare succo di limone, foglie di menta, sale, pepe nero e ingredienti di purea con un frullatore ad immersione.
3. Mescolare la panna pesante e spegnere il fuoco.
4. Zuppa di piatti in ciotole da portata, raffreddare per 1

ora e guarnire con alcune foglie di menta. servire.

nutrizione:

Calorie 339, Grassi Totali 33,3g, Carboidrati Totali 6,58g, Fibra 3g, Carboidrati Netti 3,58g, Proteine 3,59g

Broccoli e zuppa con colletto

Tempo di preparazione: 15 minuti

Tempo di cottura: 18 minuti

Porzioni: 4

ingredienti:

- 1 cucchiaio di olio d'oliva
- 2 cucchiai di burro
- 1 cipolla marrone medio, affettata sottilmente
- 3 spicchi d'aglio, affettati finemente
- 1 broccoli testa grande, tagliati a cimette
- 4 tazze brodo vegetale
- 2 tazze collari
- 1/4 tazza prezzemolo appena tritato
- Sale e pepe nero appena macinato a piacere
- 1 cucchiaio di foglie di aneto fresco per guarnire
- 1 tazza di parmigiano grattugiato per il condimento

Indicazioni:

1. A fuoco medio, scaldare olio d'oliva e burro in una

grande casseruola e soffriggere cipolla e aglio fino ad ammorbidire e fragrante, 3 minuti.

2. Mescolare i broccoli e il tempo di cottura: fino ad ammorbidirsi, 5 minuti.

3. Aggiungere brodo vegetale, sale e pepe nero. Coprire la pentola e consentire l'ebollizione. Ridurre il fuoco e cuocere a fuoco lento fino a quando i broccoli sono molto morbidi, 10 minuti.

4. Aprire il coperchio e utilizzare un frullatore ad immersione per pureare la zuppa fino a quando non è completamente liscia. Mescolare le collarid, il prezzemolo e regolare il gusto con sale e pepe nero.

5. Zuppa di piatti, guarnire con foglie di aneto e parmigiano; servire caldo.

nutrizione:

Calorie 515, Grassi Totali 33,89g, Carboidrati Totali 9,1g, Fibra 4.6g, Carboidrati Netti 4.5g, Proteine 38.33g

Stufato di zucca

Tempo di preparazione: 45 MinutiServing: 4

ingredienti:

- 21 oz zucca dolce, tritata
- 2 cipolle di medie dimensioni, sbucciate e tritate finemente
- 1 spicchio d'aglio
- 1 peperone rosso, tritato finemente
- 1 cucchiaio di salsa di pomodoro fresco
- 1/2 cucchiaio di peperoncino in polvere
- 2 foglie di alloro
- 2 tazze di vino rosso
- 1 tazza d'acqua
- 1 cucchiaino di timo, secco
- Sale e pepe a piacere
- Olio per friggere

Indicazioni:

1. Collegare la pentola istantanea e premere il pulsante "Sautee". Aggiungere le cipolle tritate e soffriggere per 2 minuti. Aggiungere peperone rosso tritato finemente, salsa di pomodoro e peperoncino in polvere.

2. Continua a tempo di cottura: fino a quando il pepe non si è ammorbidito.

3. Aggiungere gli ingredienti rimanenti e bloccare saldamente il coperchio. Regolare la maniglia di rilascio del vapore e impostare il timer per 8 minuti. Tempo di cottura: ad alta pressione.

4. Al termine, premere il pulsante "Annulla" e rilasciare il vapore in modo naturale.

5. godere!

Zuppa di verdure primaverili

Tempo di preparazione: 8 minuti

Tempo di cottura: 12 minuti

Porzioni: 4

ingredienti:

- 4 tazze brodo vegetale
- 3 tazze fagiolini, tritati
- 2 tazze di asparagi, tritati
- 1 tazza di cipolle di perle, sbucciate e dimezzate
- 2 tazze di alghe (o spinaci
- 1 cucchiaio di aglio in polvere
- Sale e pepe bianco appena macinato a piacere
- 2 tazze di parmigiano grattugiato, da servire

Indicazioni:

1. In una grande pentola, aggiungere brodo vegetale, fagiolini, asparagi e cipolle di perle. Condire con aglio in polvere, sale e pepe bianco.

2. Pentola di copertura e tempo di cottura: a fuoco basso fino a quando le verdure si ammorbidiscono, 10 minuti.

3. Mescolare in miscela di alghe e regolare il gusto con sale e pepe bianco.

4. Piatto in ciotole da portata e top con abbondante parmigiano.

5. Servire con pane a basso contenuto di carboidrati.

nutrizione:

Calorie 196, Grassi Totali 11,9g, Carboidrati Totali 10,02g, Fibra 5,7g, Carboidrati Netti 4,32g

Stufato di cipolla di fagioli

Tempo di preparazione: 30 MinutiServing: 6

ingredienti:

- 1 chilo di fagioli freschi
- 1 cipolla grande, tritata
- 4 spicchi d'aglio, tritati finemente
- 3 1/2 oz di olive, denocciolato
- 1 cucchiaio di polvere di zenzero
- 1 cucchiaio di curcuma
- 1 cucchiaio di sale
- 4 tazze d'acqua

Indicazioni:

1. Collegare la pentola istantanea e premere il pulsante "Sautee". Scaldare l'olio e aggiungere cipolle e aglio. Soffriggere per 5 minuti o fino a quando le cipolle non sono traslucide.

2. Ora, aggiungere gli ingredienti rimanenti e chiudere il coperchio. Premere il pulsante "Manuale" e impostare il timer per 15 minuti. Regolare il rilascio del vapore e il tempo di cottura: ad alta pressione.

3. Al termine, premere il pulsante "Annulla" e rilasciare la pressione in modo naturale.

4. Aprire la pentola e servire caldo.

5. godere!

SALSE E CONDIMENTI

Salsa al formaggio Nacho

Tempo di preparazione: 15 minuti

Tempo di cottura: 5 minuti

Porzioni: 12

ingredienti:

- 2 tazze anacardi, non salati, imbevuti di acqua tiepida per 15 minuti
- 2 cucchiaini di sale
- 1/2 tazza lievito nutrizionale
- 1 cucchiaino di aglio in polvere
- 1/2 cucchiaino di paprika affumicata
- 1/2 cucchiaino di peperoncino rosso in polvere
- 1 cucchiaino di cipolla in polvere
- 2 cucchiaini Sriracha
- 3 cucchiai di succo di limone
- 4 tazze d'acqua, divise

Indicazioni:

1. Scolare gli anacardi, trasferirli a un robot da cucina, quindi aggiungere gli ingredienti rimanenti, riservando 3 tazze d'acqua e e pulsare per 3 minuti fino a quando liscio.

2. Inceffiare il composto in una casseruola, posizionare a fuoco medio e tempo di cottura: per 3-5 minuti fino a quando la salsa non si è addensata e gorgogliante, sbattendo costantemente.

3. Al termine, assaggia la salsa per regolare il condimento e poi servire.

Valore nutrizionale:

Calorie: 128 Cal

Grasso: 10 g

Carboidrati: 8 g

Proteine: 5 g

Fibra: 1 g

Salsa di arachidi tailandese

Tempo di preparazione: 10 minuti

Tempo di cottura: 10 minuti

Porzioni: 4

ingredienti:

- 2 cucchiai di arachidi macinate e altro ancora per il condimento

- 2 cucchiai di pasta di curry rosso tailandese

- 1/2 cucchiaino di sale

- 1 cucchiaio di zucchero

- 1/2 tazza burro cremoso di arachidi

- 2 cucchiai di aceto di sidro di mele

- 3/4 tazza latte di cocco, non zuccherato

Indicazioni:

1. Prendi una casseruola, mettila a fuoco basso, aggiungi tutti gli ingredienti, frusta bene fino a quando non è combinata e poi porta la salsa a fuoco lento.

2. Quindi rimuovere la padella dal fuoco, in alto con arachidi macinate e servire.

Valore nutrizionale:

Calorie: 397 Cal

Grasso: 50 g

Carboidrati: 16 g

Proteine: 26 g

Fibra: 4 g

Salsa all'aglio Alfredo

Tempo di preparazione: 10 minuti

Tempo di cottura: 5 minuti

Porzioni: 4

ingredienti:

- 1 1/2 tazze anacardi, non salati, imbevuti di acqua tiepida per 15 minuti
- 6 spicchi d'aglio, pelati, tritati
- 1/2 cipolla dolce media, sbucciata, tritata
- 1 cucchiaino di sale
- 1/4 tazza lievito nutrizionale
- 1 cucchiaio di succo di limone
- 2 cucchiai di olio d'oliva
- 2 tazze latte di mandorla, non zuccherato
- 12 once fettuccine di pasta, cotte, per servire

Indicazioni:

1. Prendi una piccola casseruola, mettila a fuoco medio, aggiungi olio e quando sei caldo, aggiungi cipolla e aglio e Tempo di cottura: per 5 minuti fino a salta.

2. Nel frattempo, scolare gli anacardi, trasferirli in un robot da cucina, aggiungere gli ingredienti rimanenti, inclusa la miscela di cipolla, ad eccezione della pasta, e pulsare per 3 minuti fino a quando non sono molto

lisci.

3. Versare il sugo preparato sulla pasta, gettare fino a quando non è rivestito e servire.

Valore nutrizionale:

Calorie: 439 Cal

Grasso: 20 g

Carboidrati: 52 g

Proteine: 15 g

Fibra: 4 g

Yogurt all'anacardio

Tempo di preparazione: 12 ore e 5 minuti

Tempo di cottura: 0 minuti

Porzioni: 8

ingredienti:

- 3 integratori probiotici
- 2 2/3 tazze anacardi, non salati, imbevuti di acqua tiepida per 15 minuti
- 1/4 di cucchiaino di sale marino
- 4 cucchiai di succo di limone
- 1 1/2 tazza di acqua

Indicazioni:

1. Scolare gli anacardi, aggiungerli nel robot da cucina, quindi aggiungere gli ingredienti rimanenti, ad eccezione degli integratori probiotici, e pulsare per 2 minuti fino a quando liscio.

2. In questa ciotola, in una ciotola, aggiungere integratori probiotici, mescolare fino a quando non viene mescolato, quindi coprire la ciotola con una tela da formaggio e lasciarla riposare per 12 ore in una stanza buia e fresca.

3. Servire subito.

Valore nutrizionale:

Calorie: 252 Cal

Grassi: 19,8 g

Carboidrati: 14,1 g

Proteine: 8,3 g

Fibra: 1,5 g

Snack

Carciofi con salsa Mayo

Tempo di preparazione: 10 minuti

Tempo di cottura: 6 minuti

Tempo totale: 16 minuti

Porzioni: 4

ingredienti:

- 2 carciofi, tagliati
- 1 cucchiaio di succo di limone
- 2 spicchi d'aglio tritati
- Un olio d'oliva pioviggine
- salsa:
- 1 tazza di maionese vegana
- 1/4 tazza di olio d'oliva
- 1/4 tazza di olio di cocco
- 3 spicchi d'aglio

Come prepararsi:

1. Mescolare i carciofi con succo di limone, olio e 2 spicchi d'aglio in una grande ciotola.
2. Posizionare i carciofi stagionati nel cesto della

friggitrice ad aria e sigillare.

3. Tempo di cottura: i carciofi per 6 minuti a 350 gradi in modalità friggitrice ad aria.

4. Frullare l'olio di cocco con olio d'oliva, maionese e 3 spicchi d'aglio in un robot da cucina.

5. Posizionare i carciofi sui piatti di servizio.

6. Versare la miscela di maionese sui carciofi.

7. Goditi fresco.

Valori nutrizionali:

Calorie 205

Grasso totale 22,7 g

Grassi saturi 6,1 g

Colesterolo 4 mg

Sodio 227 mg

Totale carboidrati 26,1 g

Fibra 1,4 g

Zucchero 0,9 g

Proteine 5,2 g

Snack di melanzane e zucchine

Tempo di preparazione: 10 minuti

Tempo di cottura: 8 minuti

Tempo totale: 18 minuti

Porzioni: 04

ingredienti:

- 1 melanzane, a cubetti
- 3 zucchine, a cubetti
- 2 cucchiai di succo di limone
- 1 cucchiaino di origano, essiccato
- 3 cucchiai di olio d'oliva
- 1 cucchiaino di timo, essiccato
- Sale e pepe nero a piacere

Come prepararsi:

1. Prendi una teglia adatta per adattarsi alla friggitrice ad aria.
2. Unire tutti gli ingredienti nella teglia.
3. Mettere il piatto di melanzane nel cestino della friggitrice ad aria e sigillare.
4. Tempo di cottura: loro per 8 minuti a 360 gradi F in modalità friggitrice ad aria.
5. Goditi il caldo.

Valori nutrizionali:

Calorie 361

Grasso totale 16,3 g

Grassi saturi 4,9 g

Colesterolo 114 mg

Sodio 515 mg

Carboidrati totali 29,3 g

Fibra 0,1 g

Zucchero 18,2 g

Proteine 3,3 g

Poblano ripieno di funghi

Tempo di preparazione: 10 minuti

Tempo di cottura: 20 minuti

Tempo totale: 30 minuti

Porzioni: 10

ingredienti:

- 10 peperoni poblano, cime tagliate e semi rimossi
- 2 cucchiaini di aglio, tritati
- 8 once funghi, tritati
- 1/2 tazza coriandolo, tritato
- 1 cipolla bianca, tritata
- 1 cucchiaio di olio d'oliva
- Sale e pepe nero a piacere

Come prepararsi:

1. Posizionare una padella antiaerea a fuoco medio e aggiungere olio.
2. Mescolare funghi e cipolla, soffriggere per 5 minuti.
3. Aggiungere sale, pepe nero, coriandolo e aglio.
4. Mescolare durante la cottura per altri 2 minuti, quindi toglierlo dal fuoco.
5. Dividere questa miscela nei peperoni poblano e infilarli ordinatamente.
6. Mettere i peperoni nel cesto della friggitrice ad aria e

sigillare.

7. Tempo di cottura: loro per 15 minuti a 350 gradi F in modalità friggitrice ad aria.

8. godere.

Valori nutrizionali:

Calorie 231

Grasso totale 20,1 g

Grassi saturi 2,4 g

Colesterolo 110 mg

Sodio 941 mg

Carboidrati totali 20,1 g

Fibra 0,9 g

Zucchero 1,4 g

Proteine 4,6 g

Verdure senape fritte

Tempo di preparazione: 10 minuti

Tempo di cottura: 11 minuti

Tempo totale: 21 minuti

Porzioni: 04

ingredienti:

- 2 spicchi d'aglio tritati
- 1 cucchiaio di olio d'oliva
- 1/2 tazza cipolla gialla, affettata
- 3 cucchiai di brodo vegetale
- 1/4 cucchiaino di olio di sesamo scuro
- 1 libbra di senape verdi, strappato
- sale e pepe nero al gusto

Come prepararsi:

1. Prendi una teglia adatta per adattarsi alla friggitrice ad aria.

2. Aggiungere l'olio e posizionarlo sul fuoco medio e soffriggere le cipolle in esso per 5 minuti.

3. Mescolare aglio, verdure, sale, pepe e magazzino.

4. Mescolare bene quindi posizionare il piatto nel cesto della friggitrice ad aria.

5. Sigillalo e tempo di cottura: loro per 6 minuti a 350 gradi F in modalità friggitrice d'aria.

6. Versare olio di sesamo sui verdi.

7. divorare.

Valori nutrizionali:

Calorie 201

Totale Grassi 8,9 g

Grassi saturi 4,5 g

Colesterolo 57 mg

Sodio 340 mg

Totale carboidrati 24,7 g

Fibra 1,2 g

Zucchero 1,3 g

Proteine 15,3 g

Formaggio Bruxelles Germogli

Tempo di preparazione: 10 minuti

Tempo di cottura: 8 minuti

Tempo totale: 18 minuti

Porzioni: 04

ingredienti:

- Cavoletti bruxelles da 1 sterlina, lavati
- 3 cucchiai di parmigiano vegano, grattugiato
- Succo da 1 limone
- 2 cucchiai di burro vegano
- Sale e pepe nero al gusto

Come prepararsi:

1. Spargere i germogli di Bruxelles nel cestino della friggitrice ad aria compressa.
2. Sigillalo e tempo di cottura: loro per 8 minuti a 350 gradi F in modalità friggitrice d'aria.
3. Posizionare una padella antiaerea a fuoco medio alto e aggiungere il burro per sciogliere.
4. Mescolare pepe, sale, succo di limone e cavoletti di Bruxelles.
5. Mescolare bene quindi aggiungere parmigiano.
6. Servire caldo.

Valori nutrizionali:

Calorie 119

Grasso totale 14 g

Grassi saturi 2 g

Colesterolo 65 mg

Sodio 269 mg

Carboidrati totali 19 g

Fibra 4 g

Zucchero 6 g

Proteine 5g

DESSERT E BEVANDE

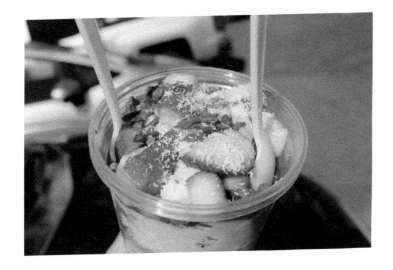

Ghiaccioli di pesca

Tempo di preparazione: 10 minuti

Tempo di cottura: 2 ore

Tempo totale: 2 ore e 10 minuti

Porzioni: 2

ingredienti:

- 2 1/2 tazze pesche, sbucciate e snocciole
- 2 cucchiai di agave
- 3/4 tazza crema di cocco

Come prepararsi:

1. In un frullatore, frullare tutti gli ingredienti per ghiaccioli fino a quando liscio.
2. Dividere la miscela di ghiaccioli negli stampi del ghiacciolo.
3. Inserire i bastoncini di ghiaccioli e chiudere gli stampi.
4. Posizionare gli stampi nel congelatore per 2 ore da impostare.
5. servire.

Valori nutrizionali:

Calorie 231

Grasso totale 20,1 g

Grassi saturi 2,4 g

Colesterolo 110 mg

Sodio 941 mg

Carboidrati totali 20,1 g

Fibra 0,9 g

Zucchero 1,4 g

Proteine 4,6 g

Bombe adipose proteiche

Tempo di preparazione: 10 minuti

Tempo di cottura: 1 ora

Tempo totale: 1 ora e 10 minuti

Porzioni: 12

ingredienti:

- 1 tazza di olio di cocco
- 1 tazza burro di arachidi, fuso
- 1/2 tazza cacao in polvere
- 1/4 tazza di proteine vegetali in polvere
- 1 pizzico di sale
- 2 tazze di cocco triturato non zuccherato

Come prepararsi:

1. In una ciotola, aggiungere tutti gli ingredienti tranne i brandelli di cocco.
2. Mescolare bene quindi fare piccole palline da questa miscela e metterli in stampi in silicone.
3. Congelare per 1 ora da impostare.
4. Arrotolare le palle nei brandelli di cocco
5. servire.

Valori nutrizionali:

Calorie 293

Grasso totale 16 g

Grassi saturi 2,3 g

Colesterolo 75 mg

Sodio 386 mg

Carboidrati totali 25,2 g

Zucchero 2,6 g

Fibra 1,9 g

Proteine 4,2 g

Bombe grasse al cocco

Tempo di preparazione: 10 minuti

Tempo di cottura: 1 ora e 1 minuto

Tempo totale: 1 ora e 11 minuti

Porzioni: 12

ingredienti:

- 1 lattina di latte di cocco

- 3/4 tazza di olio di cocco

- 1 tazza di scaglie di cocco

- 20 gocce di stevia liquida

Come prepararsi:

1. In una ciotola unire tutti gli ingredienti.
2. Sciogliere in un forno a microonde per 1 minuto.
3. Mescolare bene quindi dividere la miscela in stampi in silicone.
4. Congelarli per 1 ora da impostare.
5. Servire.

Valori nutrizionali:

Calorie 119

Grasso totale 14 g

Grassi saturi 2 g

Colesterolo 65 mg

Sodio 269 mg

Carboidrati totali 19 g

Fibra 4 g

Zucchero 6 g

Proteine 5g

Bombe grasse di arachidi al cioccolato

Tempo di preparazione: 10 minuti

Tempo di cottura: 1 ora e 1 minuto

Tempo totale: 1 ora e 11 minuti

Porzioni: 12

ingredienti:

- 1/2 tazza burro di cocco
- 1 tazza più 2 cucchiai di burro di arachidi
- 5 cucchiai di cacao in polvere
- 2 cucchiaini di sciroppo d'acero

Come prepararsi:

1. In una ciotola, unire tutti gli ingredienti.
2. Scioglili nel microonde per 1 minuto.
3. Mescolare bene quindi dividere la miscela in stampi in silicone.
4. Congelarli per 1 ora da impostare.
5. servire.

Valori nutrizionali:

Calorie 246

Grassi totali 7,4 g

Grassi saturi 4,6 g

Colesterolo 105 mg

Sodio 353 mg

Totale carboidrati 29,4 g

Zucchero 6,5 g

Fibra 2,7 g

Proteine 7,2 g

Morsi di torta di mele

Tempo di preparazione: 10 minuti

Tempo di cottura: 1 ora

Tempo totale: 1 ora e 10 minuti

Porzioni: 12

ingredienti:

- 1 tazza noci, tritate
- 1/2 tazza di olio di cocco
- 1/4 tazza semi di lino macinati
- 1/2 oncia di mele liofilizzato
- 1 cucchiaino di estratto di vaniglia
- 1 cucchiaino di cannella
- Stevia liquida, a piacere

Come prepararsi:

1. In una ciotola aggiungere tutti gli ingredienti.
2. Mescolare bene quindi rotolare la miscela in piccole palline.
3. Congelarli per 1 ora da impostare.
4. servire.

Valori nutrizionali:

Calorie 211

Grasso totale 25,5 g

Grassi saturi 12,4 g

Colesterolo 69 mg

Sodio 58 mg

Carboidrati totali 32,4 g

Fibra 0,7 g

Zucchero 0,3 g

Proteine 1,4 g

Bombe grasse Mojito

Tempo di preparazione: 10 minuti

Tempo di cottura: 1 ora e 1 minuto

Tempo totale: 1 ora e 11 minuti

Porzioni: 12

ingredienti:

- 3/4 tazza semi di canapa hulled
- 1/2 tazza di olio di cocco
- 1 tazza di menta fresca
- 1/2 cucchiaino di estratto di menta
- Succo e scorza di due lime
- 1/4 di cucchiaino di stevia

Come prepararsi:

1. In una ciotola, unire tutti gli ingredienti.
2. Sciogliere nel microonde per 1 minuto.
3. Mescolare bene quindi dividere la miscela in stampi in silicone.
4. Congelarli per 1 ora da impostare.
5. servire.

Valori nutrizionali:

Calorie 319

Grasso totale 10,6 g

Grassi saturi 3,1 g

Colesterolo 131 mg

Sodio 834 mg

Carboidrati totali 31,4 g

Fibra 0,2 g

Zucchero 0,3 g

Proteine 4,6 g

Lightning Source UK Ltd.
Milton Keynes UK
UKHW021959030621
384904UK00002B/554

·